# *Comment Améliorer la Qualité de son Sommeil grâce à l'Alimentation et la Science : Toutes les Recommandations et les Conseils Pratiques d'un Diététicien*

## Sommaire

# 1 | Introduction/Présentation

**Droits d'auteur**



Les informations contenues dans ce livre sont fournies à titre informatif uniquement et ne doivent pas être interprétées comme des conseils médicaux, diététiques ou thérapeutiques. Consultez toujours un professionnel de la santé qualifié pour obtenir des conseils personnalisés et des recommandations adaptées à votre situation individuelle.

Pour toute demande de reproduction ou d'utilisation du contenu de cet EBOOK, veuillez contacter l'auteur à l'adresse suivante : lepuillrobin@gmail.com

Je me présente, je m'appelle Robin LE PUILL je suis **diététicien diplômé** et **praticien en phytothérapie**.
Le **sommeil** est quelque chose qui m'a **énormément fasciné** et **intrigué** ces dernières années. J'ai donc **creusé** au **maximum** le sujet en passant par des **études scientifiques**, des **podcasts**, des **livres** et des **vidéos de spécialistes** pour essayer de **démêler le vrai du faux.**
Cet **EBOOK** est donc le **résultat** de ces **années de recherche**, de **documentation** et **d'expérimentation**.
Tout ceci m'a permis de **prendre pleinement conscience** de l'impact du **sommeil** dans **nos vies**. Et il n'est **pas des moindres**.
Avoir **un vrai sommeil de qualité** peut littéralement **changer une personne** : que ce soit son **humeur**, sa **forme** au quotidien, sa **santé**, ses **performances**, sa **récupération**...
Pour faire simple, son **bien-être de manière générale**. Cela permet également de se **créer** et de **garder** de **bonnes habitudes** qui vont impacter **positivement** notre **vie** et par extension celle des autres. **J'espère** donc **pouvoir** vous **apportez** tout **cela** avec cet **EBOOK** et, même plus encore !

# 2 | Tout savoir sur le Sommeil et ses Mécanismes

## 2.1 | Le Rôle du Sommeil

Le **sommeil** représente une **part** très **importante** de notre **vie** : nous passons **1/3 de notre temps à dormir**. Il va avoir un rôle **clé** tout au **long** de notre **vie**, que ce soit sur notre **développement** pendant **l'enfance**, notre **croissance**...
Mais également à l'âge **adulte** de par son **impact** sur les **sécrétions hormonales**, le bon **fonctionnement** du **cerveau** et des **fonctions cognitives**, la **régulation** de la **température** corporelle, le **métabolisme**...
Le **sommeil** est une phase **indispensable** durant laquelle le **corps** se "repose" et **récupère** à **toutes les échelles** (physiques, psychologiques, nerveuses...) et se **prépare** à l'état de **veille** qui va suivre.

Pendant la **nuit**, notre **corps** fait cela :

- o Se prépare au **maintien** de la **vigilance** pendant la **période** où l'on est **éveillé**
- o Stimule les **défenses immunitaires**
- o **Mémorisation** et **apprentissage**
- o **Élimine** des **toxines**
- o Maintien la **température corporelle**
- o Reconstitue les **stocks énergétiques**
- o Régulation **métabolique** (glycémie)
- o **Production d'hormones** (testostérone, hormone de croissance, mélatonine...)
- o Régulation de **l'humeur** et production de **cortisol** (hormone du stress)
- o Régénère les **tissus endommagés**

Et bien plus encore...

## 2.2 | Les Phases de Sommeil

Le **sommeil** n'est **pas uniforme**, il se **décompose** en différentes **phases** : le sommeil lent léger, le sommeil lent profond et le sommeil paradoxal (REM).
Ces phases se **répètent** de manière **alternée** tout au long de la **nuit** et ont des **rôles différents**.

### 2.2.1 | Le Sommeil Lent Léger :

Ce stade de **sommeil** dure **quelques minutes** par cycle, il **précède** le sommeil **lent profond** s'il n'est **pas altéré**. Il correspond à une **activité cérébrale** encore plus **lente** que durant un état de relaxation. Durant cette phase nous sommes **facilement perturbable** par un stimuli **externe** (bruit, contact physique...).

### 2.2.2 | Le Sommeil Lent Profond :

Ce stade de **sommeil** dure **plusieurs dizaines de minutes** par cycle, il **suit** le sommeil **lent léger** et intervient au **début de la nuit**.
Il correspond à une **activité cérébrale au ralenti** où le cerveau est de moins en **moins réceptif** aux stimuli **externes**.
C'est la **phase** la plus **réparatrice** durant laquelle le **cerveau évacue** les **déchets**, la **mémoire** est **consolidée**, **sécrète** des **hormones** de croissance, gère le **métabolisme, renforce** le système **immunitaire**... c'est une **récupération** essentiellement **physique**.

### 2.2.3 | Le Sommeil Paradoxal (REM) :

Sa **durée varie** tout au long de la vie, c'est la **dernière phase** d'un cycle de sommeil. Il correspond à une **activité cérébrale intense** (rêves). C'est la phase de **récupération** majoritairement **mentale**.

## 2.3 | Les Cycles de Sommeil

Le sommeil est **composé** de **cycle** comprenant la **répétition** des différentes **phases** de sommeil. Il comprend **4 à 6 cycles de 90min** chacun soit **6 à 9h**.

Un **cycle commence** par du sommeil **léger** et se **termine** par du sommeil **paradoxal** (REM).

A noter que la **proportion** de sommeil **profond** est plus **importante** pendant la **1ère moitié de la nuit**. Par conséquent celle du sommeil **léger** et **paradoxal** pendant la **2ème moitié**.

### 2.3.1 | L'Endormissement :

C'est **l'entrée** dans le **sommeil**, provoquée par la **production** de **mélatonine**. Il peut **durer** jusqu'à **20 minutes** si l'on n'est **pas dérangé**.

### 2.3.2 | Le Sommeil Lent Léger :

Il intervient **après l'endormissement** et représente **50% du temps de sommeil total**. Il dure **10 minutes** par cycle.

### 2.3.3 | Le Sommeil Lent Profond :

Il intervient **après** une phase de sommeil **lent léger** et **représente 25% du temps de sommeil total**. Il dure environ **60 minutes** par cycle.

### 2.3.4 | Le Sommeil Paradoxal (REM) :

Il intervient **après** une phase de sommeil **lent léger, suivant** un sommeil **lent profond** et représente **25% du temps de sommeil total**. Il dure environ **20 minutes** par cycle.

### 2.3.5 | Le Sommeil Lent Léger à Nouveau :

C'est le **début d'un nouveau cycle ou** alors le **réveil**.

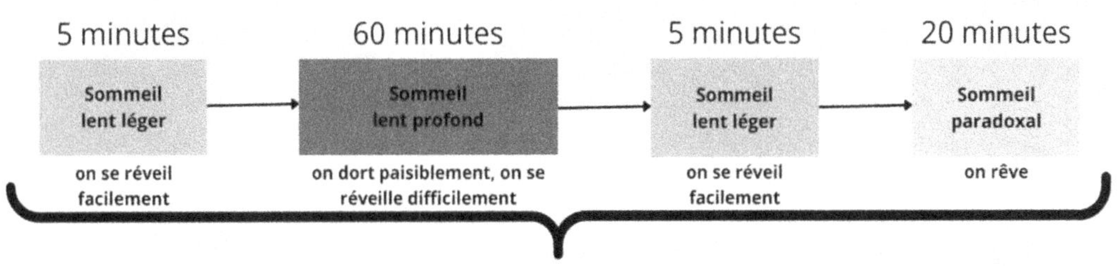

Les **cycles** de **sommeil** pendant la nuit ne sont **pas similaires**. En effet, **chaque phase prend des proportions différentes** au fur et à mesure que **la nuit avance**. Il y a d'abord une **majorité** de sommeil **lent profond, ensuite** c'est le sommeil **lent léger** et le sommeil **paradoxal** qui prennent **l'ascendant**. Faire la **grasse matinée** n'est donc **pas utile** pour **mieux récupérer**.

**Hypnogramme des différents cycles de sommeil au cours de la nuit :**

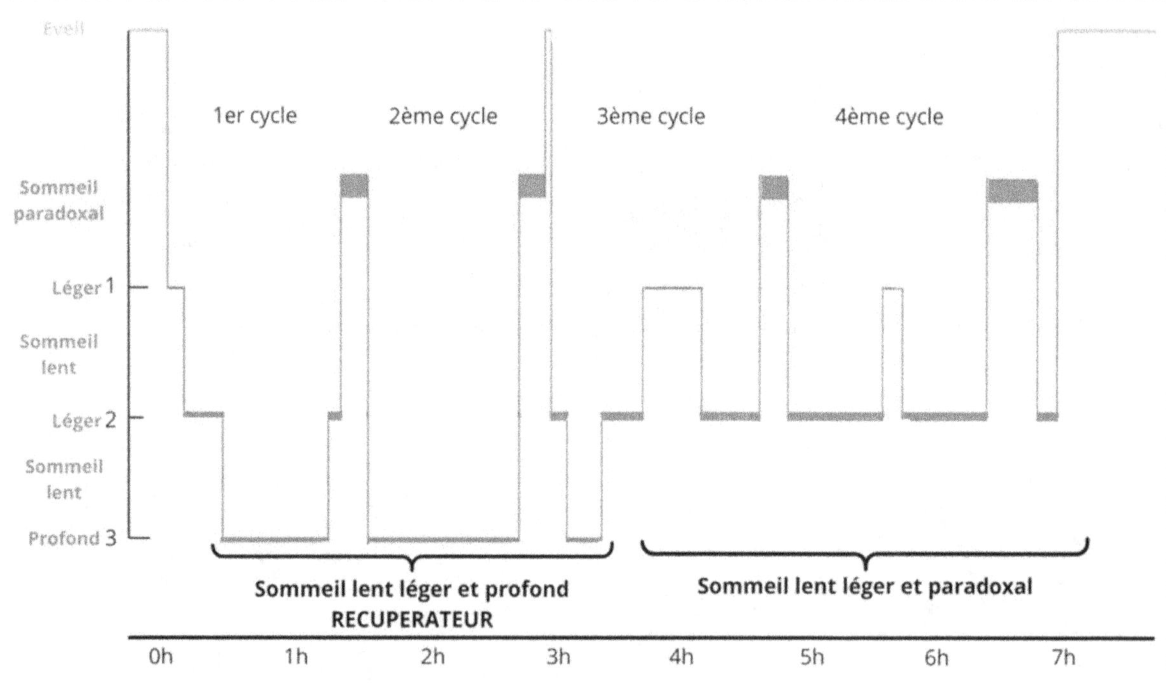

## 2.4 | Le Temps de Sommeil

Le **temps** de **sommeil** est l'un des points les **plus important** à **respecter**.

En effet, le **manque de sommeil** à des **conséquences catastrophiques** sur la **santé**.

Chez un **adulte**, le **temps** de sommeil **idéal** est compris entre **7 à 9h** par nuit.

Pour un **adolescent**, il est légèrement **supérieur (8 à 10h)**.

A noter que **dormir trop longtemps** est tout **aussi néfaste** que ne **pas assez dormir**.

Cependant, il n'est **pas obligatoire d'enchaîner les cycles en une seule** fois. Il est possible de les **diviser** en **2 parties**, et voire plus.

Un **sommeil** en **2 fois** est ce que l'on **appelle** un **sommeil biphasique**. Enfin, un **sommeil en 4,5,6**... fois est un type de **sommeil** appelé **polyphasique**.

Le plus **adapté** pour vous **dépend** du **type** de **dormeur** que vous êtes.

## 2.5 | Les Différents Profils de Dormeurs

Il y a **plusieurs critères** qui caractérisent les **types de dormeurs** : le **temps** de **sommeil, l'heure** de **coucher** et de **lever** et enfin la **répartition** (monophasique, biphasique, polyphasique...).

Le **temps** de **sommeil optimal** serait d'environ **8h**, cependant il n'y **pas** de **temps universel** car **chaque individu est différent. Certaines** personnes fonctionnent **parfaitement** avec seulement **6 ou 7h** (petits dormeurs) et d'autres sont **incapables** de fonctionner **sans 9 ou 10h** de sommeil (gros dormeurs).

Pour savoir de **quelle famille** vous **faites partie**, il suffit de **noter** sur un **carnet** votre **heure de coucher et de lever** pendant **1 mois complet.**
**Tous les matins** vous **noterez** comment vous **vous sentez** en vous **levant**, puis en vous **couchant**. Une fois **le mois écoulé, observez** avec **combien d'heures** de sommeil vous **étiez le plus en forme. L'heure de coucher** est également **très variable** d'un individu à un autre.

En effet, si l'on **remonte** dans le **temps** à l'époque de la **préhistoire**, on **remarque** un **avantage évolutif.**
Le fait que **tous les individus** de la tribu ne se **couchent pas en même temps** permet qu'il y ait **toujours quelqu'un pour surveiller** le camp. Ceci **afin** de ne **pas se faire surprendre** par un **prédateur nocturne.**

Ceci nous ayant **permis** de **survivre** et de **devenir** l'espèce **dominante**, c'est **inscrit dans nos gènes**. Avec le **carnet**, vous pouvez aussi **déduire l'heure de coucher qui vous convient le mieux.**

De manière générale vous **savez déjà** si vous êtes **plutôt du soir ou du matin**, notamment pour **travailler** par exemple.

*Carnet disponible à la fin du livre*

A noter qu'à **l'heure actuelle** nous sommes **victimes** des **téléphones, télévisons**... qui vont **repousser** notre **heure de coucher naturelle**. Il pourrait donc être **intéressant** d'essayer de vous **coucher plus tôt** pendant **1 à 2 semaines** de suite et **voir** si vous vous **sentez mieux**, plus **efficace, productif**... ou non.

Vous pouvez également **couper les écrans le soir** et **voir** si vous **ressentez l'envie** de **dormir** plus **tôt** qu'habituellement. De manière **concrète**, cela se **caractérise** par des **chronotypes**. Ils **dépendent** de notre **horloge circadienne** (cycle jour/nuit) interne.

Il en existe **4 types** :
- o Le lion
- o Le loup
- o L'ours
- o Le dauphin

# 2.5 | Les Différents Profils de Dormeurs

### 2.5.1 | Le Lion

Ce **chronotype** correspond aux **personnes** qui se **lèvent tôt** et qui sont extrêmement **productives** le **matin**. Elles vont **ralentir** dans **l'après-midi** et peuvent avoir **besoin d'une sieste**.
Enfin elles se **coucheront** donc relativement **tôt**.

### 2.5.2 | Le Loup

Ce **chronotype** correspond aux **personnes** qui se **lèvent tard** et qui se sentent "**paresseuses**" le **matin**. Contrairement au lion, c'est **le soir** que les **loups** seront plus **productifs** et **créatifs**.

### 2.5.3 | L'Ours

Ce **chronotype** correspond aux **personnes** qui **dorment beaucoup** et sont le plus **actif** et **productif** entre **10h et 14h**.

### 2.5.4 | Le Dauphin

Ce **chronotype** correspond aux **personnes** qui ont du **mal à dormir**, qui se **réveillent facilement**. Elles ont **tendances** à **dormir** de **23h à 6h** si elles **le peuvent**.

La **répartition** du **sommeil** est également très **importante**. Dans la **société** actuelle, la **norme** est le **sommeil monophasique**. Le sommeil **monophasique**, comme son nom l'indique, est un **sommeil** en **une seule phase**. On va donc faire nos **6 cycles de sommeil d'affilés** soit environ **9h de sommeil**. Ce mode de **sommeil** est la **norme** depuis la **révolution industrielle**.

Le sommeil **biphasique** se décompose en **2 phases**. Une **première** phase la **nuit** durant laquelle nous faisons **5 cycles soit environ 7h30** de sommeil. Puis une **seconde** dans la journée de **1 cycle d'environ 30min à 1h30**. Soit un total de **8 à 9h de sommeil**. Le sommeil **polyphasique** est une **répartition** du sommeil en **6 phases**, qui correspondent chacune à **1 cycle de sommeil soit 1h30**. Il est également possible de faire **3 phases de 3h** (2 cycles consécutifs). Il y a encore **pleins d'autres possibilités** pour ce type de sommeil assez **particulier**. Si vous **sentez** que le sommeil **monophasique** ne vous **convient pas**, commencer par **essayer** le **biphasique** pendant un temps. Puis **progressivement** vous pourrez **essayer** le **polyphasique**. Il est important de faire une **phase de transition** et de ne **pas être trop brusque** pour ne **pas dérégler** votre **horloge biologique interne**.

## 2.6 | Les Siestes et les Turbo-Siestes

Que ce soit dans le **cadre** d'un sommeil **monophasique** ou **biphasique**, les **siestes** sont à **double tranchant**. Elles peuvent aussi bien nous **donner** un **regain d'énergie comme** tout **l'inverse**.
Il est donc **important** de **bien** les **gérer**. Le **temps** d'une **sieste** va grandement **impacter** ceci.

Les siestes **moyennes à longues** peuvent être les **pires**. En effet, une sieste de **1h** par exemple peut nous faire **beaucoup de mal** car on va se **réveiller au milieu d'un cycle** de sommeil. Il est donc **plus pertinent** dans ce cas de **pousser jusqu'à 1h30** afin de **finir un cycle**.
C'est ce qui **se fait** dans la cadre d'un sommeil **biphasique** ou **polyphasique**.

Les siestes **courtes** (turbo-sieste) sont plus **adaptées** à un sommeil **monophasique**. La **durée optimale** est de **15 à 30 minutes** afin de ne **pas entrer** dans un sommeil **lent profond**. Attention à ne **pas faire la sieste trop tard** afin de ne **pas retarder son heure de coucher**.
Généralement, le **moment** le plus **propice** à celle-ci est **juste après le repas du midi**. En effet, il arrive **souvent** que l'on ait un **"coup de barre"** à ce moment-là. Cela s'explique **physiologiquement** par la **digestion**, une **hypoglycémie réactionelle**...

## 2.7 | Les Conséquences du Manque de Sommeil

Le **manque** de **sommeil** de façon **récurrente** à des **conséquences désastreuses** sur la **santé**. Que ce soit sur le plan **physique** ou **psychologique** tout **comme trop dormir**.

### 2.7.1 | La Prise Poids

Un **manque** de **sommeil** va **réduire** la production de **leptine**, l'hormone de la **satiété**.
En parallèle la production de **ghréline** (hormone de la faim) va **augmenter**. On va donc **avoir faim** et **manger plus** que d'habitude. On aura un **attrait** particulier pour les **sucreries et les graisses**.

### 2.7.2 | Le Diabète

Des **études** montrent qu'après **une semaine avec moins de 5h de sommeil**, notre **glycémie augmente** à des valeurs **comparables** à celles de **certains diabétiques**.

### 2.7.3 | L'Hypertension

**La nuit** notre **tension chute de 10 à 20%**, un **manque** de **sommeil** va **augmenter** la production de **cortisol** (hormone du stress).
Ceci va donc faire **augmenter** la **tension artérielle** de manière **chronique**.

### 2.7.4 | Problèmes Cardiovasculaires

Le **stress chronique** entrainé par la **surproduction** de **cortisol** va **augmenter** le **risque** d'être touché par des **maladies cardiovasculaires** comme les **infarctus** et va **augmenter la fréquence cardiaque** de repos.

### 2.7.5 | Troubles de la Mémoire et de la Concentration

Il suffit **seulement** de **4 nuits avec 5h de sommeil** pour que la **coordination œil-main** soit **similaire** à une **personne légèrement alcoolisée** (moins de 1g/L de sang).

### 2.7.6 | Le Micro-Sommeil

Les **micro-sommeils** sont des **périodes** de **quelques secondes** où l'on va "**déconnecter**" de manière **involontaire et incontrôlable**. Les **conséquences** peuvent être **dramatiques** si l'on est **entrain** de **conduire** par exemple.

### 2.7.7 | Les Migraines et Céphalées

Le **manque de sommeil** va **augmenter** la sensation de **douleur** car la **région** du **cerveau** qui en est **responsable** est **plus active** qu'en temps normal.

### 2.7.8 | L'Irritabilité et l'Humeur

Nous l'avons probablement **tous déjà remarqué**, nous sommes **moins patient**, plus à fleur de peau, plus **désagréable** quand nous **avons passé une mauvaise nuit**.

## 2.8 | L'Insomnie, l'Hypersomnie et l'Apnée du Sommeil

### 2.8.1 | L'Insomnie

**L'insomnie** est **un trouble du sommeil courant,** elle se caractérise par une **difficulté à s'endormir, rester endormi** ou avoir un **sommeil de bonne qualité.** Une **insomnie** de **courte durée** (moins de 3 nuits) peut être **expliquée** par du **stress.**

Cependant, une **insomnie chronique** (plus de 3 nuits consécutives) **ne peut être** pleinement **expliquée.** Elle peut **affecter** la **mémoire,** la **concentration** ainsi que **toutes les autres conséquences** liées au **manque de sommeil.**

Si vous êtes dans ce cas, **parlez-en avec votre médecin !**

### 2.8.2 | L'Hypersomnie

**L'hypersomnie** est en quelque sorte **l'inverse de l'insomnie.** Elle se caractérise par une **incapacité à rester éveillé pendant la journée** malgré une **quantité suffisante** de **sommeil.** Elle **affecte** donc votre **vie sociale, professionnelle...** et **augmente** vos **risques d'accidents.**

Les **causes** de **l'hypersomnie** sont souvent **inconnues,** elle peut être une **conséquence** de la **dépression.** Il existe **plusieurs types d'hypersomnies** dont la plus **connue** est la **narcolepsie.**

Enfin, à **long terme** les **conséquences** d'un **surplus de sommeil** sont **identiques à celles d'un manque de sommeil.**

### 2.8.3 | L'Apnée du Sommeil

**L'apnée du sommeil** est un **trouble** de la **ventilation nocturne** qui se traduit par de **fréquentes pauses respiratoires** de 10 à 30 secondes voire plus. Elles sont **dues** à des **obstructions** complètes ou partielles des **conduits respiratoires** de l'arrière **gorge**.

Ceci **provoque** un **manque d'oxygène** au niveau du **cerveau** qui va **réveiller** la personne (**micro-éveil** dont elle n'a **pas conscience**) afin qu'elle **respire**. Ce **syndrome** est **associé** à un **ronflement** et une **somnolence** diurne ce qui **réduit** la **qualité du sommeil**.

Elle est **favorisée** par : le **vieillissement** le **surpoids** et **l'obésité** les **habitudes** de vie (alcool, tabac, sédatifs...)

Les **conséquences** de **l'apnée du sommeil** :
- Somnolence
- Endormissements incontrôlables
- Troubles de la concentration et de la mémoire
- Risque accru d'accident
- Hypertension artérielle
- Maladies cardiovasculaires
- AVC
- Diabète

# 3 | Les Facteurs qui Impactent Votre Sommeil

## 3.1 | La Lumière

Le **cycle jour/nuit** est le **facteur** qui a **le plus d'influence** sur notre **horloge interne**. Le **jour**, la **lumière** va **augmenter** et/ou **réduire** certaines **productions hormonales indispensables** telle que la **mélatonine**.

La **lumière** du **soleil** est **composée** de **plusieurs** spectres de **longueurs d'ondes** différentes :

- o Lumière **bleue**
- o Lumière **rouge**
- o **UV** (Ultra Violet)

### 3.1.1 | La Lumière Bleue :

C'est une **lumière** qui a comme **propriété** d'être **lumineuse**, elle est donc **utilisée** pour **éclairer** (ampoules, phares de voitures, LED).

Les **écrans** de **téléphone**, **d'ordinateur**, de TV **produisent** également **beaucoup** de **lumière bleue**.

La **lumière bleue** a comme **conséquence** de **supprimer** la **production** de **mélatonine** ce qui **retarde l'endormissement** et **réduit** la **vigilance matinale**.

De nos jours, **qui ne passe pas les 2 dernières heures** de sa journée **devant un écran** ? Nous sommes donc **tous impactés négativement** par celle-ci.

## 3.2 | L'Alimentation

**L'alimentation** joue un rôle **clé** souvent **sous-estimé**. Elle peut aussi bien **vous aider** que **vous empêcher** de bien **dormir**.

La **consommation** de **stimulant** comme le **café** le **soir** va grandement **impacter votre sommeil**. De plus tout ce qui va **demander** une **digestion** très **importante** va **dégrader votre sommeil** :

- o Un **repas** très **proche** de **l'heure de coucher**
- o Un repas très **riche** en **matières grasses** (longues à digérer).
- o Un repas très **épicé** qui peut **provoquer** des **brûlures d'estomac**, qui **dégraderaient** votre **sommeil**

Des **études** tendent à **prouver** qu'il y a une **corrélation** entre **leptine** et **sommeil**.

La **leptine** est **l'hormone** de la **satiété**, qui est donc **produite après** un **repas**. Elle agirait en **parallèle** sur le **système sérotoninergique** (sérotonine) et **histaminergique** (histamine) de **l'hypothalamus**.

La **sérotonine favorise l'endormissement** et le sommeil **lent profond**. **L'histamine** joue un **rôle** dans le **cycle jour/nuit**, elle **diminue** la **nuit** et **augmente** le **jour**. La **leptine stimulerait** donc la **production** de **sérotonine** et **inhiberait** la **production d'histamine** ce qui **favoriserait** un **sommeil de qualité**.

Il y a **différents facteurs** qui **influencent négativement** la **production** de **leptine** :

- o Le **fructose** qui **inhibe** les **récepteurs** de la **leptine**
- o Les **glucides simples** (sucres raffinés) qui **perturbent** la **production** de **leptine** par une **résistance à l'insuline**
- o Les **régimes** trop **stricts**
- o Le **manque** de **sommeil**

Il est donc **important** de bien **choisir** son **dernier repas** de la journée, si l'on souhaite **améliorer** son **sommeil**.

A noter que des **grignotages** le **soir**, ou des **encas** de **minuit** **perturbent** notre **horloge biologique**, ils sont donc à **limiter au maximum**.

## 3.3 | L'Environnement

**L'environnement** dans lequel on **dort** a un **impact non négligeable** sur la **qualité** de notre **sommeil**.
Aussi bien sur **l'endormissement** que sur sa **qualité**. Il y a **différents facteurs** de notre **environnement** qui vont **perturber** notre **sommeil** :

- o La **température** (pièce trop chaude ou trop froide)
- o La **luminosité** l'isolation (bruits)
- o La **qualité** (matelas, oreiller…)
- o Les **personnes** (seul ou avec quelqu'un)

### 3.3.1 | La Température :

La **nuit** notre **température** corporelle va légèrement **diminuer**, une **température** trop **importante** va donc rendre **l'endormissement difficile**.
Elle peut également **favoriser** les **réveils nocturnes**.
3.3.2 | La luminosité :
Même si nous n'en avons **pas conscience** une fois **endormis**, nos **yeux** et notre **cerveau** continuent de **percevoir et d'être stimulés** par la **lumière**.
Ce qui **empêche** le **cerveau** d'être au **repos total** et **altère** la **qualité** du sommeil **profond**.

### 3.3.3 | L'Isolation :

Il en va de **même** pour le **bruit**, dont la **plupart** ne sont **pas perçus consciemment**, mais qui **perturbent** néanmoins le **cerveau** et donc le sommeil **profond**, y compris les **notifications** de notre **téléphone**.

### 3.3.4 | La Qualité :

Nous avons probablement **tous déjà dormi par terre,** sur un **vieux canapé** ou un **matelas gonflable**... Je pense qu'il est **inutile** de **décrire** comment **on s'est senti le lendemain** matin...

### 3.3.5 | Les Personnes :

Le fait de ne **pas dormir seul** à un impact **négatif** sur le **sommeil** de **chacun**.

**Dormir** avec **une ou plusieurs personnes empêche** au **cerveau** de se **mettre au repos complet.** Il est **stimulé,** consciemment ou non, de la **même manière** que par **la lumière ou le bruit.**

En effet, les **mouvements** de **chacun** dans le **lit,** pour aller aux **toilettes,** le **réveil**... vont être **perçus** par **votre cerveau.**

Sans compter le fait **qu'un individu produit** de la **chaleur contribuant** donc au **réchauffement** de la **pièce.**

**Je tiens à préciser** que je **ne vous incite pas** à faire **chambre à part !**

## 3.4 | Le stress

Le **stress** peut **causer** des **insomnies** passagères, des **difficultés** à s'endormir, des **réveils nocturnes**...
De plus, le **stress** se traduit par une **augmentation** de la **production** de **cortisol** qui est donc **l'hormone** du **stress**. En temps **normal**, le **cortisol** est censé **diminuer** le **soir** et la **nuit** pour **laisser place** à la **production de mélatonine**. Le **cortisol** et la **mélatonine** étant **2 hormones aux effets totalement opposés**. Une fois **l'arrivée du matin** les **rôles s'inversent**, il y a une **baisse** de la **mélatonine** et un **pic** de **cortisol** afin que **le corps soit prêt** à se **lever** et **affronter la journée**.

# 4 | Les Techniques pour Améliorer Votre Sommeil

## 4.1 | Les Filtres

Pour **contrer** les effets de la **lumière bleue**, il existe des **filtres directement** sur vos **appareils** (téléphones, tablettes, ordinateurs...). Pour cela il suffit simplement **d'aller** dans les **paramètres**, puis **écran** ou **couleurs** et **d'activer le filtre** de lumière **bleue**.

Il est généralement possible de **fixer** un **horaire** à partir duquel le filtre se met **automatiquement** puis se **désactive** le **matin**.

En ce qui concerne les **ordinateurs**, il existe des **extensions gratuites** qui se **calque sur le cycle naturel du soleil**. Vous pouvez également **porter** des **lunettes** qui **filtrent** la **lumière**. Il est également **conseillé d'éteindre** les **sources** de lumière **puissante** comme la **lampe** du **salon, l'halogène**... L'idéal serait donc d'être dans le **noir** avec comme **seul** source de **lumière** des **écrans avec** un **filtre** déjà appliqué.

Penser également à **fermer** les **volets** afin de ne **pas subir** l'**éclairage public**.

## 4.2 | Lecture, Méditation et Douches Froides

### 4.2.1 | La Lecture

La **lecture** peut être un bon **moyen de limiter** son **exposition** aux **écrans**, tout en **s'instruisant** ou se **divertissant** en fonction de la nature du livre. La **lecture** va aussi créer une **fatigue oculaire** qui va **favoriser l'endormissement** ou du moins la **sensation** des "**paupières lourdes**".
A noter que les **dernières informations** que l'on va **lire** le soir vont être les **mieux intégrées** par le **cerveau** pendant la **nuit**. Il est donc **pertinent d'alterner** entre livres **divertissants** et livres **d'enseignements**, de **cultures**, de **développement personnel**...

### 4.2.2 | La Méditation

La **méditation** a le **triple bénéfice** de nous **couper** de la **lumière**, de **diminuer** le **cortisol** et **d'augmenter** la **mélatonine**.
Quand je dis **méditation**, ne **pensez pas à une personne en lotus**. Voyez cela comme un **retour au calme**, un moment où vous **coupez** tous les **stimuli**.

# 4.2 | Lecture, Méditation et Douches Froides

Je vous **recommande** donc de vous mettre dans une **position confortable, dans le noir**, les **yeux fermés**. Vous pouvez **mettre** de la **musique calme** tel que du **piano**.
**Essayez** simplement de vous **détendre** en vous **concentrant** sur votre **respiration**. Ceci va permettre une **diminution** de votre **cortisol** et **favoriser** votre production de **mélatonine**. Après quoi, vous pouvez **aller** vous **coucher directement** ; vous vous **endormirez** probablement plus **vite** que d'habitude.

### 4.2.3 | Les douches froides

Aussi **invraisemblable** que cela puisse **paraître**, les **douches froides** peuvent réellement **favoriser l'endormissement**.

En effet, **pendant la nuit** notre **température** corporelle va **diminuer**. Une **douche froide** le **soir** va **aider** notre corps à **diminuer** notre **température** corporelle afin d'être dans les **meilleures conditions** pour **dormir**.
De plus les **douches froides** ont différentes **vertus intéressantes** telles que :
- o Renforcer le système immunitaire
- o Favoriser la perte de gras
- o Augmenter la testostérone
- o Améliorer la qualité de la peau et des cheveux
- o Favoriser la récupération musculaire
- o Faire des économies d'eau chaude

Cependant il ne faut **pas faire** cela **n'importe comment**.

En effet, il faut y aller **progressivement** :
Commencer par des **phases alternées** de 30s **d'eau froide** et 30s **d'eau chaude**. Puis **augmenter** au **fur et à mesure** le temps sous **l'eau froide** et **diminuer** le temps sous **l'eau chaude**.

**L'idéal** est d'arriver à **prendre** des **douches entièrement froides**, voire des **bains d'une durée de 10 à 15 minutes consécutives**.

En revanche, des **douches froides courtes** (moins de 5 minutes) le **matin** vont **vous aider à vous réveiller**.

Elles vont également vous **permettre** de **mieux profiter de votre journée** : à côté d'une **douche froide de bon matin**, les petits **pépins** du **quotidien** paraîtront **ridicules** !

## 4.3 | La Gestion de l'Environnement

### 4.3.1 | La Lumière

Pour **limiter l'impact** de la **lumière** le plus **simple** est de **dormir** avec un **masque**. Cela peut vous **déranger** au **début**, mais vous **vous y habituerez vite** !
A noter que même les **petites lumières clignotantes** des appareils tels que les **décodeurs, TV, ordinateurs** vous **impactent**.
Donc, si vous faites le choix de **ne pas mettre de masque**, assurez-vous **d'être dans le noir absolu**.

### 4.3.2 | Le Bruit

Le plus **simple** pour **réduire** l'impact des **bruits** (que l'on ne **contrôle pas** la plupart du temps), sont les **bouchons d'oreilles**.
A vous de **trouver** ceux qui vous **conviennent le mieux** (personnellement des boules en cire).

### 4.3.3 | La Température

**Veillez** à ce que la **pièce** dans laquelle vous allez **dormir** soit **fraîche** et qu'elle **le reste** tout au long de la **nuit**. Le **mieux** est d'avoir une **climatisation réversible** à température réglable. Sinon, un **ventilateur** (pas trop bruyant) ou une bonne **gestion** de **l'ouverture et de la fermeture des fenêtres** feront l'affaire. Ayez également des **couvertures de différentes épaisseurs** à disposition.

### 4.3.4 | Le Matériel

**Investir** dans un **matelas** de **qualité** est **essentiel** et **rentable**. Il en va de **même** pour la **literie**. Avoir un **bon matelas**, de **bon oreillers, couvertures**... est **sûrement** le point **plus important de tous**.

### 4.3.5 | Les Personnes

Si vous ne **dormez pas seul**, votre **sommeil** est beaucoup plus **impacté** que vous **ne pensez**. Il est **rarement** envisageable de faire définitivement **chambre à part**.

Cependant, si vous vous **sentez énormément fatigué** pour une raison ou pour une autre, votre **partenaire** peut être en **mesure de comprendre** que vous fassiez **chambre à part le temps d'une nuit** (si vous en avez la **possibilité**).

Pour le reste du temps, **assurez-vous** d'avoir un **lit** relativement **grand** afin d'avoir un **maximum d'espace chacun**. Vous **pouvez** également **mettre** un **traversin** entre vous, ou encore **coller 2 lits simple**.

Au-delà de ça, il n'y a **pas grand-chose** que vous puissiez faire de **plus** si ce n'est **optimiser tous les autres aspects** qui ont un impact sur votre **sommeil**. Bien évidemment cela **sous-entend des règles** de **savoir vivre** et de **respect** établis (pas faire trop de bruit, pas mettre la lumière, ne pas sauter sur le lit...).

## 4.4 | L'Alimentation

Nous **parlerons** uniquement du **repas** du **soir**. Il est **primordial** de ne pas le **choisir au hasard** et de prendre en compte **certains critères** :

- o Le volume
- o La quantité de matière grasse
- o L'heure
- o La composition (protéines, glucides)
- o Les omégas 3
- o Le tryptophane
- o Le fructose

### 4.4.1 | Le Volume :

Il est **important** que ce **dernier repas** soit suffisamment **copieux** pour **ne pas avoir "un petit creux"** pendant la **soirée** ou la **nuit** et permettre la **production de leptine**. Mais il ne doit également **pas être trop important**, pour ne **pas entrainer une digestion trop longue** et une **augmentation** de la **température corporelle**.

### 4.4.2 | La Quantité de Matière Grasse :

Un **repas** très **riche** en **matières grasses** demandera **beaucoup d'efforts** à votre corps pour **être digéré**.
Ceci est donc **à éviter** pour les **mêmes raisons** qu'un repas **trop copieux**.

### 4.4.3 | L'Heure :

Il est **primordial** que la **digestion** soit à un **stade très avancé** au moment où vous **allez dormir**. Je vous **recommande** donc de prévoir votre repas **2h avant l'heure du coucher.**

### 4.4.4 | La Composition :

Sa **composition** en macronutriments (**protéines, lipides, glucides**...) est un point **clé.**
Les **protéines** vont permettre une **satiété** (production de **leptine**) et **favoriser** la **récupération musculaire.** Il est donc **important** d'avoir une **source de protéine** (poulet, poisson, œufs...).
Il est également **important** d'avoir une **source de glucides complexes** (riz, pâtes, pomme de terre...). Ceci afin d'avoir un **apport** en **glucides** pour le **cerveau** tout au long de la **nuit** et **favoriser** la **production** de **leptine** et de **sérotonine.**

### 4.4.5 | Les Oméga 3 :

Ils **augmentent** la **sensibilité** à la **leptine** et peuvent **favoriser** sa **production**, ils sont donc un **allié de choix** en plus de tous leurs autres **bienfaits.** Donc la **quantité modérée** de "gras" doit être **une source d'oméga 3** (saumon, thon, huile de colza, noix de cajou, œufs...).

### 4.4.6 | Le Tryptophane :

C'est un **acide aminé essentiel** (non produit par le corps) utilisé dans la **synthèse des protéines**. Il est également un **précurseur** de la **sérotonine** et de la **mélatonine**. Il **favorise** donc le **sommeil**.
Il est **présent** en **quantité intéressante** dans :

- o Les œufs
- o Le poulet saumon, thon
- o Lentilles
- o Les oléagineux (noix, cacahuète, cajou...)
- o Les céréales complètes
- o Les produits laitiers
- o Banane
- o Chocolat noir

### 4.4.7 | Le Fructose :

Présent dans les **produits industriels** et le **sucre, miel, sirop**, il **inhibe** les **récepteurs** de la **leptine**. Donc à **limiter** au maximum **le soir**.

## 4.5 | Les Compléments Alimentaires

Il y a **différents** types de **compléments alimentaires** qui vont pouvoir **favoriser** un bon **sommeil** de manière **plus ou moins directe**.

**Attention**, je ne suis **pas médecin** avant toute **prise** de compléments alimentaires, **consulter votre médecin** afin de **connaitre** toutes les **contre-indications** qui peuvent **vous concerner**.

Je ne me porte **en aucun cas responsable** de tout **accident** suite à la prise de l'un d'entre eux.

### 4.5.1 | Le ZMB6 :

C'est un **complexe** de **Zinc**, **Magnésium** et **vitamines B6 et D** qui vont **favoriser** la **relaxation** et la **production** nocturne de **testostérone**. Un **manque** de **vitamine D** peut provoquer des **troubles du sommeil**.

La **vitamine B6** est **impliquée** dans la **transformation** du **tryptophane** en **mélatonine**.

### 4.5.2 | La Glutamine :

C'est un **acide aminé** qui va **favoriser** le bon **fonctionnement** des **cellules** de la paroi en brosse de **l'intestin** (entérocytes). Elle va donc **favoriser** la **digestion** et **indirectement** le **sommeil**.

### 4.5.3 | La Glycine :

C'est également un **acide aminé**, il va **favoriser** le **sommeil lent profond**. Il a comme **particularité** de **réduire** la **température** du corps et **d'augmenter celle** des **pieds** en plus de **favoriser** la **santé** des **tendons** et **articulations**.

### 4.5.4 | La Mélatonine :

Elle va être **prise** suite à un **déficit** de **production naturelle** en lien avec un **problème génétique** ou un **environnement défavorable** (comme dans l'avion).
Je vous **recommande** tout de même de **commencer** par **optimiser** votre **environnement avant** toute **consommation de mélatonine**.

## 4.6 | Les Plantes

Il y a **différents types** de **plantes** qui vont pouvoir **favoriser** un bon **sommeil** de manière **plus ou moins directe**. Attention, je **ne suis pas médecin** avant **toute prise de plantes**, consulter **votre médecin** afin de **connaitre** toutes **les contre-indications** qui peuvent **vous concerner**. Je ne me porte **en aucun cas responsable** de tout **accident** suite à la prise de l'une d'entre elles.

### 4.6.1 | La Lavande Officinale

Nom botanique : Lavandula angustifolia
Famille : Lamiacées
**L'infusion** de **lavande** va être un **grand calmant** contre la **nervosité** et les **troubles du sommeil**.
**Aucune contre-indication**, peut être **utilisée** avec les **enfants**.

### 4.6.2 | Le Coquelicot

Nom botanique : Papaver rhoeas
Famille : Papavéracées
**L'infusion** de **coquelicot** va **favoriser** le **sommeil** en calmant la **nervosité**.
**Aucune contre-indication**, peut être **utilisée** avec les **enfants**.

### 4.6.3 | La Griffonia

Nom botanique : Griffonia simplicifolia
Famille : Fabacées
Présente sous **forme** de **poudre** ou **d'extrait sec**, elle contient du **5-HTP précurseur de la sérotonine**. Elle va donc **favoriser l'endormissement** et **réduire l'anxiété**.
**Contre indiqué** chez la **femme enceinte ou allaitante, l'enfant, la trisomie** ou **Parkinson.**

**Ne pas associer** avec **traitement allopathique** ayant une action **sérotoninergique, ni** avec du **millepertuis.**

## 4.7 | Le Carnet de Sommeil

Le **carnet de sommeil** est un outil que **j'ai créé** spécialement **pour cet EBOOK.**

Il va vous **permettre** de mieux **connaitre** les **habitudes** de **sommeil** qui **vous correspondent le mieux** (voir p7).

Pour cela **2 options** :

- o Imprimer le tableau Word et le remplir à la main
- o Remplir le tableau Excel directement (Tableaux disponibles gratuitement sur mon site).

Dans ce **carnet**, vous **noterez** tous les **matins au réveil** et tous les **soirs au coucher**, les **heures** et les **ressentis** pendant **30 jours.**

C'est à dire **l'heure de votre coucher** puis **de votre réveil.**

Vous pourrez donc **calculer votre temps de sommeil total.**

A cela, vous **ajouterez une note sur 10 de votre ressenti** au réveil. Puis **vous ferez de même le soir** sur votre **niveau d'énergie global** au cours de la **journée écoulée.**

Enfin, vous ferez **une moyenne des 2 notes.**

Le barème est donc le suivant :

- o 0 à 2 = grosse fatigue
- o 3 à 4 = fatigue légère
- o 5 = ni fatigué, ni vraiment en forme
- o 6 à 7 = en forme
- o 8 à 10 = très en forme

Une fois les **30 jours terminés, surlignez** les **10 jours** avec la **note** moyenne **la plus haute.**
Faites une **moyenne** du **temps de sommeil total** de ces **10 jours,** puis **faites de même avec l'heure de coucher.**
**Répétez** l'expérience sur **30 jours** en vous **couchant à l'heure obtenue** et en **dormant le temps obtenu.**

**Voyez** enfin si votre **ressenti** s'est **amélioré** par rapport **aux 30 premiers jours.**
Si c'est le cas, vous avez **trouvé votre rythme.**
Si ce n'est **pas** le cas, **répétez** l'expérience **jusqu'à trouver votre rythme.**

Merci d'avoir **pris le temps** de lire cet EBOOK **jusqu'au bout**, j'espère qu'il vous aura été **utile** en vous apportant un **maximum** de **connaissances** et que vous aurez pris **autant de plaisir à le lire que j'en ai pris à l'écrire.**

Si vous avez des **questions** ou des **retours** sur le **contenu** ou que vous **aimeriez approfondir** certains **chapitres**, n'hésitez pas à **m'envoyer un message.**

Si vous souhaitez me **soutenir gratuitement**, n'hésitez pas à me laisser une note **de 5 étoiles et un commentaire.**

Si vous souhaitez **prendre un suivi** pour **atteindre** vos **objectifs** plus **facilement** et plus **rapidement** ou **découvrir mes autres EBOOKS,** c'est ici !

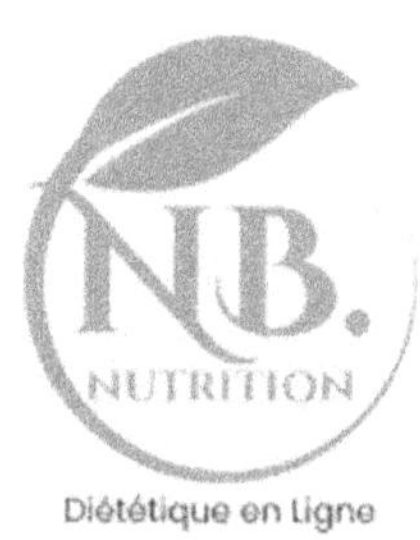


https://www.robindietenligne.com/